LE PHONÉTISME

AU CONGRÈS PHILOLOGIQUE DE STOCKHOLM

EN 1886

LE

PHONÉTISME

AU CONGRÈS PHILOLOGIQUE DE STOCKHOLM

EN 1886

RAPPORT

PRÉSENTÉ AU MINISTRE DE L'INSTRUCTION PUBLIQUE

Par Paul PASSY

PARIS

CH. DELAGRAVE,
ÉDITEUR,
Rue Soufflot, 15.

HACHETTE ET Cie,
ÉDITEURS,
Boulevard Saint-Germain, 79.

1887

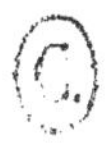

LE PHONÉTISME

AU CONGRÈS PHILOLOGIQUE DE STOCKHOLM

EN 1886

RAPPORT

PRÉSENTÉ AU MINISTRE DE L'INSTRUCTION PUBLIQUE

Par Paul PASSY

MONSIEUR LE MINISTRE.

Au mois de juillet 1886, vous avez bien voulu me charger d'une mission à Stockholm. Le texte de la décision par laquelle vous me l'avez confiée était ainsi conçu :

« M. Paul E. Passy, professeur d'anglais à l'école normale des instituteurs de la Seine, est chargé d'une mission en Suède.

Il devra prendre part aux séances du Congrès philologique qui se tiendra à Stockholm pendant le mois d'août et étudier d'une manière générale toutes les questions relatives à l'enseignement des langues. »

C'était la troisième mission que j'ai eu l'honneur de recevoir de vous. La première fois, vous m'avez envoyé en Amérique étudier le système d'écoles publiques : le résultat de mes observations a été résumé dans le rapport que je vous ai adressé et qui a pour titre « L'Instruction primaire aux États-Unis ».

L'année dernière vous m'avez envoyé en Islande, pour y étudier, avec les institutions pédagogiques, la langue et la littérature du pays. Il m'a paru difficile de vous adresser un rapport ; en effet, si j'ai pu constater partout l'état très satisfaisant de l'instruction populaire, je n'ai pu visiter les écoles, qui toutes, sans exception, étaient fermées au moment de mon voyage. En revanche, j'ai pu apprendre à fond l'islandais moderne et étudier sa littérature, et nouer avec cette contrée éloignée des rapports qui peuvent avoir quelque intérêt pour nous. C'est à la suite de mon voyage, par exemple, que M. Paull Thorkelsson s'est décidé à venir en France pour étudier notre langue et terminer son grand *Dictionnaire Islandais-Français*; que M. Jôn Thorkelsson, recteur du lycée de Reikjavîk, a envoyé ses ouvrages au Musée pédagogique; et que M. Geir Zoega, professeur au même lycée, s'est mis en relation avec moi à propos d'ouvrages d'enseignement qu'il compte publier en Islande.

Enfin, vous m'avez, cette année, chargé de prendre part aux discussions du Congrès philologique de Stockholm.

Le rapport que je vous adresse ne contient pas un compte rendu complet des travaux de cette assemblée : plusieurs sections tenant leurs séances en même temps, il m'a été impossible d'assister à toutes, et d'ailleurs ce compte rendu sera publié d'ici à quelque temps par le bureau du Congrès. J'ai donc cru devoir me borner à vous parler de la partie des discussions à laquelle, par avance, je m'intéressais le plus, et qui du reste a pris, de l'aveu de tous, la place la plus importante dans les travaux du Congrès. Je veux parler de la discussion soulevée par M. le professeur Lundell et ses amis sur l'enseignement pratique des langues vivantes. Cette discussion ayant surtout porté sur la valeur des doctrines de la jeune école « phonétique », j'ai intitulé ce rapport : *Le Phonétisme au Congrès de Stockholm.*

I

DOCTRINES DE LA NOUVELLE ÉCOLE. ESSAIS D'APPLICATION

Avant de parler de la lutte engagée par les réformateurs au Congrès de Stockholm, il sera bon de dire un mot de leurs doctrines et des essais qu'ils ont faits jusqu'à présent pour les appliquer.

Bien que les phonéticiens soient, en général, partisans d'une réforme de l'orthographe usuelle, il ne faut pas croire que les deux qualifications soient synonymes. La *phonétique* est simplement une branche de la science du langage, celle qui s'occupe de la formation, de la combinaison et de la transformation des sons articulés. Ceux qui l'étudient sont des phonéticiens : tels sont en France, à des degrés divers et dans des sphères différentes, MM. Bréal, Gaston Paris, P. Meyer, A. Darmesteter, L. Havet, F. de Saussure.

La plupart des phonéticiens ont pensé depuis longtemps que quelques-uns des résultats des recherches auxquelles ils se livraient pourraient s'appliquer avec profit à l'enseignement des langues vivantes, notamment en ce qui concerne l'acquisition d'une bonne prononciation. Ils ont pensé, par exemple, qu'un élève parviendrait plus facilement à produire un son étranger si on lui expliquait le mécanisme de la formation de ce son, ou si on lui montrait l'analogie entre ce son et d'autres qui lui sont connus, que si on se contentait de le répéter devant lui en le priant d'imiter. En même temps, se basant sur ce fait incontestable, quoique trop méconnu jusqu'ici, que la langue parlée est l'origine de la langue écrite, ils insistaient sur la nécessité d'étudier en premier lieu la langue parlée et de ne s'occuper qu'ensuite de la langue littéraire.

Ce sont ces vues qui ont inspiré l'ouvrage de M. J. Storm, professeur de philologie anglaise et romane à l'université de Kristiania, intitulé *Engelsk Filologi*, « Philologie anglaise » (1). Dans la première partie (la seule qui ait paru), la langue anglaise *vivante*, c'est-à-dire telle qu'elle est *parlée de nos jours*, est étudiée avec une connaissance du sujet, une exactitude d'appréciation, une sûreté de vues qu'on ne retrouve au même degré dans aucun autre ouvrage de ce genre. On y sent toute la valeur de l'auteur, l'un des premiers, sinon le premier, des phonéticiens contemporains, tant au point de vue de la science théorique qu'à celui de la connaissance pratique des langues modernes.

Ce travail considérable, paru en 1879, a exercé une très grande influence sur les esprits des linguistes; il a, pour ainsi dire, provoqué la formation de la nouvelle école des *jeunes phonéticiens*.

En effet, tandis que M. Storm et les savants de sa génération se contentaient de revendiquer la part de la phonétique dans l'étude des langues, d'autres, à la tête desquels il convient de placer M. H. Sweet, longtemps président de la Société anglaise de philogogie et l'un des plus illustres des linguistes de nos jours, ont fait un pas de plus. Partant encore du principe que la langue parlée est la véritable langue, et faisant bon marché de l'orthographe traditionnelle, résultat des caprices des érudits (2) et des fantaisies des imprimeurs, ils ont formulé le principe suivant:

Ce qu'il faut étudier d'abord dans une langue, c'est la langue parlée. Pour la rendre accessible, il faut la reproduire dans l'écriture au moyen de signes conventionnels, représentant les sons d'une manière fixe et invariable. Quant à l'orthographe usuelle, il faut bien l'apprendre, puisque les habitudes l'exigent; mais il suffit de s'y mettre lorsqu'on connaît d'une manière suffisante la langue parlée.

---

(1) Traduit en allemand par l'auteur sous le titre de *Englische Philologie.*

(2) Caprices étymologiques surtout, procédant souvent d'après le principe *lucus a non lucendo.* Ex : bras de brachium, poids de pensum, noix de nucem, faux de falsum; sceptique de skêptikos, *ph*ilosop*h*e de filosofos; honneur de honorem. Lors même que les lettres muettes sont réellement étymologiques, elles ne font qu'entraver le travail des linguistes en masquant les transformations des sons et des mots.

Telle est la doctrine fondamentale de la nouvelle école. On donne parfois à ses sectateurs, pour les distinguer, le nom de jeunes phonéticiens (en allemand *Jungfonetiker*, sans doute par analogie avec le mot *Junggrammatiker*, aujourd'hui bien connu dans le langage philologique). Je l'adopterai ici, parce qu'il est commode et assez juste, aucun de ces messieurs, à ma connaissance, n'ayant dépassé quarante ans (1).

Outre le principe énoncé tout à l'heure, les jeunes phonéticiens en ont développé d'autres. Condamnant, avec les meilleurs éducateurs de tous pays, la *méthode classique* d'enseignement des langues par thèmes, versions et exercices de grammaire, ils ne préconisent cependant pas précisément la *méthode naturelle*. Car, disent-ils, c'est justement un travail tout à fait artificiel que l'étude d'une langue étrangère ; on ne saurait le faire d'une manière naturelle. Il faut à un enfant, pour apprendre sa langue maternelle, beaucoup plus de temps que nous ne pouvons en mettre à en étudier une autre. D'ailleurs, l'élève qui sait déjà sa langue est, par là même, gêné en certaines choses et aidé en d'autres. D'où ils ont conclu qu'il faut bien se baser sur la méthode naturelle, mais en tenant compte des différences qui existent entre le jeune enfant et l'adolescent ; qu'il faut donner à l'étude plus d'intensité pour suppléer à l'insuffisance du temps ; la rendre plus systématique, n'apprendre d'abord que ce qui est indispensable, grouper les mots et les difficultés grammaticales, diriger les efforts de mémoire, mettre chaque mot dans un contexte qui en rappelle le sens, etc. Pour l'acquisition des sons, notamment, il faut s'écarter absolument de la méthode naturelle : tandis que l'enfant les acquiert par imitation, il convient, avec des élèves d'un certain âge, dont les organes sont moins flexibles, d'en faire une étude systématique et complète.

Mais l'enseignement des langues doit suivre la méthode naturelle, d'abord en ne s'occupant, pour commencer, que de la langue de tous les jours, ensuite en rattachant le plus possible les mots étrangers directement aux idées qu'ils doivent repré-

---

(1) Ceci ne applique pas aux vétérans de la *Spelling Reform* anglaise, tels qu'Ellis ou Pitman, qui partagent d'une manière générale les opinions de *Jungfonetiker*, mais ne sauraient être rangés parmi eux.

senter ou à d'autres mots de la même langue, et non pas aux mots de la langue maternelle qui représentent les mêmes idées (ou, tout aussi souvent, des idées seulement analogues).

L'on doit, par conséquent, éviter autant que possible les *traductions* ; il ne faut y recourir qu'en cas de nécessité, pour expliquer un mot ou une phrase difficile à comprendre autrement. Quant au thème, il doit être impitoyablement écarté, du moins jusqu'à ce que l'élève sache exprimer convenablemeut ses propres idées dans la langue qu'il apprend.

De plus, la grammaire ne doit jamais venir que comme explication des faits du langage ; comme pour l'enfant, elle constate et généralise, elle ne doit pas légiférer.

Enfin, il ne faut présenter à l'élève que des faits réels, intéressants, non des phrases n'ayant d'autre but que de servir d'exemple à une règle de grammaire.

Tels sont les principes énoncés et développés d'abord dans un article du célèbre philologue anglais Sayce : *How to learn a language*, puis dans la fameuse brochure du Dr Vietor : *Der Sprachunterricht muss umkehren*, publiée d'abord sous le pseudonyme *Quousque Tandem*, et qu'on regarde à juste titre comme le manifeste de la nouvelle école; ensuite dans une série d'articles et de brochures dont les principaux sont : Franke, *Die praktische Spracherlernung ;* Sweet, *The practical study of language ;* Western, *Undervisning i nyere Sprog;* Klinghardt, *Techmers und Sweets Vorschläge ;* Lundell, *Om sprokundervisning ;* Jespersen, *Den ny sprogundervisningprogram.*

La conférence de M. Bréal, *Comment on enseigne les langues vivantes*, qui a été si violemment attaquée par les professeurs français, ne mentionne pas la transcription phonétique, mais se rapproche du reste beaucoup du point de vue des phonéticiens. La brochure de M. J.-A. Martin, *La question des langues vivantes*, défend la méthode naturelle, mais aussi la transcription phonétique.

Admettant que les idées des jeunes phonéticiens soient justes en principe, ont-elles donné de bons résultats en pratique? C'est ce que nous allons examiner.

La transcription phonétique a été employée d'abord non pour enseigner les langues étrangères, mais pour enseigner à lire aux enfants, et cela, à ma connaissance, à peu près exclusivement à des enfants de langue anglaise.

Des essais ont été tentés sur divers points de l'Angleterre et de l'Irlande, surtout au moyen des petits livres de M. Pitman, l'illustre inventeur de la phonographie : on enseigne d'abord à lire aux enfants au moyen de textes exclusivement phonétiques; puis quand ils les lisent couramment, on leur fait lire un même texte, d'abord phonétique, puis en orthographe usuelle; bientôt ils peuvent lire un morceau facile sans se servir de la transcription, et ensuite ils apprennent à l'écrire. Partout l'expérience a donné de bons résultats.

Malgré ses avantages, la méthode phonétique d'enseignement de lecture n'a été adoptée nulle part en Angleterre, et l'*English Spelling Reform Association* en est encore à dresser des pétitions pour obtenir son introduction, à titre d'essai, dans des écoles publiques. Il n'en est pas de même en Amérique, où des livres de lecture phonétique sont employés dans un grand nombre d'écoles. Dans la grande ville, éminemment progressive, de Saint-Louis (Missouri), il n'y en a pas d'autres depuis 1881, et tout le monde se félicite de leur emploi (1). Plus récemment, en 1885, M. Maxton, directeur de l'école anglo-américaine des Ternes (6, rue Vernier, Ternes-Paris) s'est mis à enseigner à lire aux enfants de ses classes au moyen des *Readers* phonétiques de M. Pitman : le résultat a été excellent, et M. Maxton compte bien ne jamais employer d'autre méthode.

Pour le français, quelques essais ont été tentés par M. Féline en Algérie, par M. d'Esterno à l'école annexe de l'école normale d'Auteuil : les résultats ont été encourageants, sans toutefois paraître concluants. J'ai moi-même publié un *Premier livre de lecture* d'après la même méthode; il n'a encore été employé dans aucune école.

Le bon résultat obtenu par une transcription phonétique pour enseigner à lire aux enfants était d'un heureux augure pour l'emploi du même système dans l'enseignement des langues étrangères. Cependant la plupart des phonéticiens, craignant de froisser les préjugés courants, n'ont pas osé jusqu'ici appliquer à la

(1) Voir l'*Instruction primaire aux Etats-Unis*, par Paul Passy, p. 55-61.

lettre le premier de leurs principes. Ils se sont contentés de donner au commencement de leurs ouvrages des éléments de phonétique scientifique, et de mettre partout *à côté* des mots et des textes en orthographe usuelle la transcription en caractères phonétiques. Plusieurs des meilleurs ouvrages d'enseignement allemands et scandinaves sont écrits sur ce plan : je citerai l'*Englische Schulgrammatik* du Dr Vietor, la *Kortfattet Engelsk grammatik* de M. Jespersen, les *Phrases de tous les jours* de M. Franke, et le *Français parlé*, dont je suis l'auteur. Cependant quelques personnes ont essayé, à diverses reprises, de se servir des *Readers* de M. Pitman pour enseigner l'anglais à des étrangers sans le secours de l'orthographe usuelle. M. Lundell, en Suède, M. Briscombe, en Belgique, M. White, en Espagne, M. le Dr Thierry-Mieg, en France, l'ont fait avec succès. En Norvège, il convient de signaler une expérience en sens contraire : « Il y a plus de vingt ans, » m'écrit M. Storm, « qu'on a essayé d'enseigner l'anglais au moyen de textes phonétiques, système Pitman, mais la tentative a échoué, on a dû l'abandonner. »

Grâce à des circonstances exceptionnellement favorables, il m'a été possible de tenter en France l'expérience probablement la plus complète qui ait été faite jusqu'à ce jour d'enseignement d'une langue étrangère au moyen d'une transcription phonétique. Professeur d'anglais à l'école normale d'Auteuil depuis 1878, frappé de plus en plus des difficultés que l'orthographe anglaise apporte aux élèves, et de la peine inutile qu'elle donne aux maitres, je résolus, après divers essais d'application de la sténographie, d'écrire un petit ouvrage où l'anglais serait enseigné d'abord uniquement au moyen d'un alphabet phonétique. Je m'adressai à M. Eizak Pitman, et, grâce à son obligeant concours, je publiai en 1882 les deux parties de mon *Anglais parlé*. Malheureusement j'ignorais, à cette époque, les travaux des principaux phonéticiens étrangers : de tous leurs principes, je ne connaissais que la transcription phonétique ; et, fort ignorant moi-même quant à la formation des sons, je m'imaginais encore que les élèves, une fois débarrassés de la confusion orthographique, les acquerraient facilement comme je les avais presque tous acquis dans mon enfance, par simple imitation. Aussi mon ouvrage, du reste rédigé quelque peu à la hâte, suivait-il à peu de chose près la méthode classique : la grammaire y était enseignée par règles et exemples, appliquée dans des thèmes à phrases détachées ; la langue étudiée était la langue archaïque de la littérature plutôt que la langue de tous les jours ; enfin, sauf le principe de la transcription phonétique, l'ouvrage n'avait rien qui pût le recommander à l'attention des maîtres. Son seul mérite était d'être, à ma connaissance, le premier ouvrage d'enseignement d'une langue étrangère qui fît abstraction de l'orthographe usuelle pendant les commencements.

Il était peu probable que la méthode phonétique, enseignée au moyen de ce livre et par un maître inexpérimenté en cette matière, donnât de bons résultats ; un échec n'aurait rien prouvé contre la valeur même du principe, d'autant plus que j'avais à lutter contre l'opposition très générale des élèves, qui trouvaient absurde de leur enseigner un alphabet nouveau pour revenir ensuite à l'alphabet usuel (1). Néanmoins, j'ai réussi au delà de toute espérance. Au bout d'une année, la classe qui n'avait étudié qu'un an dans les textes phonétiques en savait autant, en fait de prononciation et de langue parlée, que les élèves de troisième année qui s'étaient servis de textes usuels. A la vérité, une certaine partie de ces avantages fut perdue lorsqu'il fallut les transférer (beaucoup trop tôt, par suite de leurs réclamations incessantes) à des textes écrits en orthographe usuelle ; néanmoins, il leur en resta suffisamment pour qu'ils fussent beaucoup au-dessus de leurs prédécesseurs. On s'en aperçut bien lorsque, deux ans plus tard, ils se présentèrent aux examens du brevet. Tandis que précédemment j'avais eu peine à faire arriver un élève par an à l'examen spécial d'anglais, considéré jusqu'alors comme bien au-dessus du niveau de l'école, sept furent reçus à la session de juillet 1885 (2). Chose curieuse, tandis qu'ils avaient eu quelque peine à s'habituer à lire les textes non phonétiques, l'acquisition de l'orthographe usuelle

---

(1) C'est là, en effet, une absurdité apparente. Mais il faut remarquer que les dictionnaires et les grammaires classiques font, eux aussi, apprendre deux manières d'écrire les mots lorsqu'ils mettent la prononciation entre parenthèse. Ils disent d'abord : « Voilà comment on écrit », puis, « Voici comment on prononce ». Nous disons d'abord « Voilà comment on prononce », et plus tard, « Voici comment on écrit ».

(2) MM. Manière, Perrot, Gossard, Labbé, Mortreux, Etévé et Nicodeau.

ne leur avait causé aucune difficulté ; ils l'avaient apprise seuls, car je ne l'ai jamais enseignée. Le même phénomène, que je n'ai pu m'expliquer encore, s'est depuis reproduit chaque année, et aujourd'hui même, mes élèves de troisième année, qui n'écrivent l'orthographe usuelle que depuis quelques mois, feraient certainement moins de fautes dans une dictée que des élèves de lycée ou d'école primaire supérieure qui l'étudient depuis le commencement.

Le succès que j'avais obtenu en enseignant phonétiquement a été en s'accentuant pendant les quatre dernières années. Quoique pendant ce temps je me fusse mis au courant des principaux travaux des phonéticiens contemporains, je n'ai pas, jusqu'à cette année, modifié très sensiblement ma manière d'enseigner. J'hésitais, vu le petit nombre d'heures accordées aux langues (deux heures par semaine), à en consacrer une partie, même peu importante, à un exposé élémentaire du mode de formation des sons. Quant à la suppression des thèmes, etc., d'une part je me demandais s'il n'y avait pas exagération dans les idées de mes amis ; d'autre part, ne possédant d'autres livres que mon *Anglais parlé* et les *Readers* de Pitman, j'éprouvais quelque difficulté à changer de méthode.

Pendant l'année 1885 un mouvement important se produisit en faveur de l'enseignement phonétique. Ce fut surtout au troisième Congrès philologique allemand, réuni à Giessen, qu'il s'affirma. Dans ce Congrès, la section des langues vivantes, présidée par le Dr Vietor, vota, à la suite de conférences de MM. Kühn, Rhode et Ihre, des propositions favorables au développement des études de langues vivantes, et dans lesquelles les principales demandes des *Jungfonetiker* (emploi des résultats de la phonétique, étude inductive de la grammaire, suppression des traductions) étaient énergiquement formulées.

Vers la même époque paraissait un livre impatiemment attendu par tous les phonéticiens : *L'Elementarbuch des gesprochenen Englischen* de M. H. Sweet (1).

---

(1) M. Sweet, outre ses travaux purement scientifiques, avait déjà publié dans son *Handbook of Phonetics* et dans les Mémoires de la Société anglaise de philologie des études importantes sur diverses langues parlées, notamment un très remarquable travail sur le suédois (*Sounds and forms of spoken Swedish*).

Ce travail, fruit de recherches longues et laborieuses, est une application des principes de l'auteur, sans aucune concession aux préjugés courants. Il se compose d'une grammaire, peut-être un peu longue, excellente du reste, de textes admirablement choisis et d'un petit vocabulaire. Il mériterait, sans nul doute, d'être immédiatement adopté dans toutes les écoles allemandes, et l'excellence des textes pourrait même le faire employer en France, si l'auteur avait tenu compte davantage de l'ignorance habituelle des maîtres et des élèves en fait de science phonétique. La terminologie qu'il emploie est incompréhensible pour ceux qui ne sont pas initiés, la notation renverse toutes les idées reçues : non seulement M. Sweet ne craint pas d'écrire un même mot de deux ou trois manières, selon la position qu'il occupe dans la phrase, mais il va jusqu'à supprimer la division par mots pour y substituer la division par groupes d'accentuation. Aussi la place de ce livre est-elle non à l'école, mais dans le cabinet du maître : tout professeur d'anglais doit l'étudier avec soin, mais bien peu songeront à s'en servir en classe, et ceux qui le feront courront grand risque d'échouer.

En France, je n'étais plus le seul à me servir de textes phonétiques. Outre M. Maxton, M. J.-P.-A. Martin, ancien vice-consul des États-Unis à Lyon, commença en octobre 1885, avec l'appui de M. Lang, directeur de la Martinière, à enseigner l'anglais aux élèves de l'Association d'enseignement professionnel du Rhône au moyen des mêmes livres que moi, mais en proscrivant les devoirs écrits et en suivant la méthode naturelle.

Il obtint un excellent résultat. C'est alors que, persuadés de l'utilité d'une transcription phonétique et désireux de répandre ce moyen d'instruction, nous avons fondé l'Association phonétique des professeurs d'anglais, constituée le 2 janvier 1886 avec quatorze membres. Elle en compte aujourd'hui soixante-quatre.

En mai 1886, l'Association phonétique commença à publier un journal mensuel, le *Fonetik Tîtcer*, que reçoivent tous les membres. Le *Fonetik Tîtcer* est imprimé tout entier en anglais écrit phonétiquement, afin de pouvoir servir, au besoin, de lecture à nos élèves : dans ce but il publie chaque mois des morceaux faciles à l'usage des commençants. L'alphabet qu'il emploie est un peu différent de celui de M. Pitman ; il est fait spécialement pour des Français, donne autant que possible aux lettres les valeurs françaises, et remplace les lettres nouvelles par des lettres accentuées.

Outre son but pédagogique, le *Fonetik Tîtcer* s'occupe de toutes les questions intéressant la phonétique théorique ou pratique. Il s'est fait, notamment, l'organe de l'idée d'une Association phonétique universelle ayant pour but le développement de la science phonétique, et son application à l'enseignement. L'idée fut lancée en juin 1886 par M. O. Jespersen de Copenhague, qui, après la mort de notre ami commun F. Franke, m'avait aidé dans la revision de mon *Français parlé*. En m'envoyant sa cotisation comme membre de l'Association phonétique, M. Jespersen m'écrivait :

« N'aurait-il pas été préférable d'avoir une Association phonétique des professeurs de *toutes les langues vivantes ?* Les mêmes considérations qui rendent désirable ou plutôt nécessaire la méthode phonétique pour l'enseignement de l'anglais, s'appliquent aussi bien aux langues française, russe, danoise, etc., etc. »

Nous verrons plus tard comment cette idée s'est réalisée. Elle est d'ailleurs devenue encore plus vaste : on parle maintenant d'une société internationale divisée en sociétés nationales, et englobant les diverses sociétés de réforme orthographique, de sténographie phonétique, d'enseignement phonétique des langues et de la lecture.

Ce projet a reçu successivement l'adhésion d'hommes tels que le Dr Vietor, de Marburg, M. Western, de Frederiksstad, le Dr Hamilton, directeur du Fonetic Herald (Canada), M. Sweet de Londres, le Dr March, président de la *Spelling Reform Association* américaine.

Peu de temps après, M. Jespersen m'écrivait encore concernant le Congrès des philologues qui devait se tenir à Stockholm et où il comptait défendre nos idées. C'est à cette occasion que, désireux de contribuer pour une petite part à leur succès en même temps que de nouer des relations plus intimes avec les linguistes du Nord et de me perfectionner dans la connaissance de leurs langues, je sollicitai de vous, monsieur le ministre, l'honneur de représenter la France à ce Congrès.

Vous avez bien voulu m'en charger; je me suis en conséquence fait inscrire au Congrès par M. Wimmer, professeur de langues scandinaves à l'université de Copenhague, l'un de ses principaux organisateurs.

Il m'appartient maintenant, après ces préliminaires trop longs peut-être, mais nécessaires à l'intelligence du sujet, de vous rendre compte des travaux du Congrès auxquels j'ai pu prendre part.

II

LE CONGRÈS

Les Congrès philologiques du Nord sont une institution de création récente, due surtout aux efforts de MM. Madvig et Wimmer, linguistes scandinaves bien connus. Leur but est de réunir périodiquement les philologues des divers pays scandinaves et d'entretenir entre eux des relations amicales : ils ont à la fois un caractère scientifique et un caractère social.

Le premier Congrès fut tenu à Copenhague en 1876, le second à Kristiania en 1881; celui auquel j'étais invité était le troisième.

Les membres étaient au nombre de 235, dont 99 Suédois, 56 Norvégiens, 66 Danois, 3 Islandais et 5 Finlandais; quant aux étrangers non Scandinaves, il n'y en avait que 6; j'étais le seul Français. Il y avait un grand nombre de dames.

Le Congrès se tenait dans le palais de la seconde Chambre, ou Chambre des députés suédoise. La salle des séances était réservée pour les séances générales et pour la section de pédagogie (la plus nombreuse); la chancellerie devait servir à la section des langues modernes; d'autres salles étaient mises à la disposition des sections scandinave et classique. Les orateurs suédois, danois et norvégiens parlaient chacun dans leur langue (1).

(1) Le danois et le norvégien s'écrivent absolument de même : ce sont cependant deux dialectes bien marqués, très semblables pour la morphologie,

L'ordre du jour était réglé ainsi :

10 août.

De midi à 1 h. ½.	Séance générale. — Constitution des bureaux. Section pédagogique.

11 août.

De 10 à midi.	Section des langues modernes. Section de philologie classique. Section des langues scandinaves.
De 1 à 3 h.	Séance générale.

12 août.

De 10 h. à midi.	Section des langues modernes. Section de philologie classique. Section des langues scandinaves.
De 1 à 3 h.	Section de pédagogie.

13 août.

De 10 h. à midi.	Section de philologie classique. Section des langues scandinaves.
De 1 h. à 3 h.	Séance générale.

En choisissant les sections auxquelles je m'inscrirais, je pris d'abord la section de pédagogie, qui siégeait seule. Quant aux autres, il me fallut tenir compte du fait que toutes les trois tenaient leurs séances ensemble. Je laissai de côté, sans grand regret, la section de philologie classique, où l'on devait discuter sur la relation de *quis* et de *tantus* en latin, sur l'usage du pluriel dans Virgile, etc. ; je me résignai aussi, quoique moins volontiers, à manquer la section de philologie scandinave, et je me fis inscrire à celle des langues modernes. Je n'eus pas à regretter mon choix. Nous y entendîmes, entre autres, un travail des plus remarquables de M. J. Storm sur les *diphtongues dans les langues romanes* comparées aux diphtongues anglaises et à celles des dialectes norvégiens, et une communication, également très intéressante, de M. Geijer d'Upsala, sur les *sons inorganiques du français*. Le soir, après les séances, les membres

---

mais dont la phonétique est plus différente que celles du norvégien et du suédois. Voir Noreen, *De Nordiska Sproken.*

de cette section, hommes et dames, se réunissaient à dîner, soit dans la ville, soit dans quelqu'un des endroits charmants qui l'entourent. La plus grande cordialité ne cessa de régner dans ces réunions, et plus d'une amitié remonte sans doute à l'excursion en bateau à vapeur faite, le soir du 12, à l'îlot de Nackanäs.

En même temps, j'assistais aux séances générales, où j'entendis entre autres un discours de M. Wimmer sur les vieux monuments suédois du Danemark, un discours du Dr Montelius sur l'antiquité des runes, et un de M. G. Storm, professeur à Kristiania, sur les noms scandinaves en Normandie; et aux séances de la section de pédagogie, où fut prononcé un discours intéressant et original de M. le recteur Hult sur les relations de l'école et de la vie.

Dès la veille de l'ouverture du Congrès, j'avais eu le plaisir de rencontrer mes amis (par correspondance), M. Jespersen de Copenhague et M. Western de Frederiksstad; le jour de l'ouverture, j'avais été présenté à M. le professeur Lundell, d'Upsala. Tous préoccupés de la question de la réforme de l'enseignement des langues, ces messieurs se montrèrent décidés à ne pas laisser échapper l'occasion que leur offrait le Congrès pour affirmer leurs principes. Ils devaient naturellement trouver un puissant auxiliaire en la personne de M. A. Noreen, professeur de langues scandinaves à l'université d'Upsala, président de la société de réforme orthographique suédoise (Rättstavningssällskap), bien connu comme linguiste, dialectologiste et phonéticien. De mon côté, je pouvais leur prêter le concours de mon expérience pratique, qui se trouvait être plus longue en cette matière que celle d'aucun autre.

Il fut décidé qu'on profiterait, pour entamer la discussion, d'un discours que devait prononcer M. Drake sur l'enseignement pratique des langues. M. Lundell fut chargé d'ouvrir le feu. Il eût été difficile de faire un meilleur choix. Professeur de phonétique générale et de langues slaves à l'université d'Upsala, rédacteur en chef du journal de dialectologie suédoise, connaissant à fond les langues slaves et germaniques, et ayant aussi étudié les langues romanes et finnoises, M. Lundell apportait, dans ce débat, l'autorité d'une compétence théorique et pratique incontestable. En outre, jeune, ardent, ennemi passionné des vieilles méthodes d'enseignement et de l'orthographe traditionnelle, il n'y avait pas à craindre de sa part un manque d'énergie.

Le discours de M. Drake, prononcé le 12 août, avait pour titre : *Comment peut-on formuler un programme pratique et philosophique de l'enseignement des langues dans nos écoles?*

Notre méthode actuelle, dit en résumé l'orateur, est trop abstraite, sépare trop le fonds de la forme, fatigue et rebute les élèves.

Un trait caractéristique, c'est que dans nos livres élémentaires les thèmes et les versions alternent dès le commencement : pourtant les thèmes demandent une préparation bien plus approfondie que les versions. Puis, l'on reste trop longtemps à étudier le livre élémentaire : celui-ci n'a de raison d'être qu'en tant qu'il prépare à la lecture de textes suivis. Au lieu d'intéresser les élèves à ce qu'ils lisent, on veut d'abord qu'ils connaissent à fond la grammaire : c'est risquer de les dégoûter de l'étude.

Je voudrais qu'on se pénétrât davantage, dans l'enseignement des langues, de ces trois axiomes : il faut passer de ce qui est concret à ce qui est abstrait ; il faut passer du plus facile au plus difficile ; il faut rattacher tout moment théorique à un moment pratique. Ces axiomes ont leur application dans l'étude de chaque langue en elle-même, et aussi dans l'ensemble du programme linguistique : ils exigent, par exemple, que l'on commence, comme nous le faisons, l'étude des langues par l'allemand, et que, contrairement à l'usage suivi chez nous, l'on passe ensuite à l'étude du français avant d'aborder celle du latin.

Du reste il faut toujours avoir un double but en vue : d'une part, connaissance pratique de la langue usuelle ; d'autre part, étude sérieuse et élevée de la langue littéraire. »

Après ce discours, l'heure étant trop avancée pour engager une discussion sérieuse, il fut décidé que la section de pédagogie tiendrait une séance extraordinaire dans la chancellerie, laissée libre depuis le matin par la section des langues modernes.

Le lendemain matin, en effet, la section se réunissait à 9 heures dans la chancellerie de la Chambre des députés, sous la présidence de M. le recteur Törnebladh. Le bruit s'était répandu que les phonéticiens allaient prendre la parole; aussi, malgré l'heure matinale, incommode pour les Suédois qui déjeunent vers 9 ou 10 heures, la section était au grand complet. Je vais donner un résumé, aussi fidèle que possible, de la discussion qui suivit, en faisant parler les orateurs à la première personne, bien qu'il ne s'agisse pas, évidemment, de reproduire leurs paroles mêmes :

M. le recteur Törneblādh. — Dans son discours d'hier, M. Drake a formulé contre l'enseignement des langues des plaintes qui, sans être entièrement fausses, me paraissent trop générales; d'ailleurs elles sont parfois très vagues. « Il faudrait, nous a-t-il dit, aller du plus facile au plus difficile. » C'est une vérité que nul ne songera à contester; mais la question est de savoir ce qui est plus facile et ce qui est plus difficile. Cette question, nos livres élémentaires ont cherché à la résoudre; on pourrait soutenir qu'ils n'ont pas trop mal réussi. Sur quelques autres points les observations de M. Drake sont justes, et j'abonderais volontiers dans le même sens, lorsqu'il veut qu'on cherche à acquérir une connaissance approfondie de la langue en même temps qu'une certaine facilité à s'en servir dans la pratique. Mais je crois que l'on est en bonne voie pour obtenir des résultats de plus en plus satisfaisants.

M. Lundell. — Quant à moi, je partage tout à fait l'opinion de M. Drake sur la faible valeur de notre enseignement des langues; j'irai même beaucoup plus loin que lui, et je dirai que sa valeur est nulle ou à peu près. Nos élèves, après avoir passé plusieurs années à étudier une langue, avec quatre ou cinq leçons par semaine, sont incapables, quand ils se présentent à l'examen de fin d'études, de lire un texte facile autrement qu'à coups de dictionnaire; parler, il n'en est pas question. Il y a des exceptions, naturellement, mais c'est la règle générale. Ce triste état de choses, que personne ne peut contester, appelle impérieusement une réforme radicale. D'ailleurs, si nous y regardons de près, nous verrons que notre méthode actuelle d'enseignement ne soutient pas plus la discussion au point de vue théorique et psychologique qu'au point de vue de ses résultats pratiques. Je vais présenter quatre propositions qui résument, à mon sens, les réformes nécessaires. J'ai en vue l'enseignement des langues vivantes, mais mes observations s'appliquent aussi, en bonne partie, au latin et au grec.

1° A la base de l'enseignement des langues il faut placer, non la langue écrite, mais la langue parlée. Il faut la présenter d'abord aux élèves, non dans le déguisement d'une orthographe vieillie, mais dans une transcription phonétique qui la montre telle qu'elle est.

2° Pendant la première partie du cours, les thèmes doivent être supprimés comme inutiles (je dirais volontiers nuisibles); les versions, réduites au strict nécessaire. Ces exercices seront remplacés par des explications données, autant que possible, dans la langue étrangère, des lectures, des reproductions de textes déjà expliqués, et enfin des rédactions.

3° Dès le commencement, on doit expliquer des textes suivis et non des phrases détachées.

4° La grammaire doit être enseignée, non comme étude didactique précédant la lecture, mais comme corollaire des faits observés pendant la lecture. Une étude plus systématique sera réservée pour la fin. (*Approbation.*)

Ces principes résument les opinions émises par les linguistes et les professeurs les plus éminents, et dans plusieurs pays il s'est produit dans ce sens un courant très prononcé. En Angleterre, M. Sweet consacre à les propager les loisirs que lui laissent ses études théoriques. En Allemagne, M. Vietor et ses amis ont fait adopter par le Congrès philologique de Giessen des thèses qui expriment en d'autres termes les idées que je viens d'énoncer. En France, l'Association phonétique, dont le président est aujourd'hui parmi nous, s'est constituée sur le premier de mes quatre principes, et son organe, le *Fonetik Tîtcer,* défend absolument les idées que je présente.

M. Cavallin, *professeur à l'université de Lund.* — Sans examiner les propositions révolutionnaires de M. Lundell, je dirai que je suis d'accord avec M. Törnebladh pour défendre, dans son ensemble, l'enseignement actuel des langues. Il ne faut pas, en cette matière, se montrer trop exigeant. Prétendrons-nous que nos élèves arrivent à parler, à écrire même le latin ou le grec? Qu'ils les lisent, qu'ils les comprennent, c'est tout ce que nous pouvons demander; or, en général, ils y arrivent. Il ne faut pas condamner légèrement le livre élémentaire; il est important, puisque les difficultés y sont graduées, et qu'on passe ainsi du plus facile au plus difficile; en outre il oblige à s'appesantir sur les règles, ce qui n'est pas un mal. Nos étudiants libres, quand ils se présentent aux examens, lisent souvent leurs auteurs d'une manière qui fait regretter qu'ils n'aient pas passé plus de temps sur le livre élémentaire; il leur manque la connaissance exacte des formes. Pour les langues modernes, dont le but est surtout pratique, on pourrait, sans doute, abréger un peu le temps passé à étudier le rudiment; mais pour les langues classiques, j'aimerais mieux qu'on l'étendît encore.

M. Western, *professeur au collège de Frederiksstad.* — La discussion me paraît s'égarer un peu. Nous n'aboutirons à aucun résultat pratique relativement aux langues anciennes. Voilà des centaines d'années qu'on les étudie, et si on n'a pas encore appris à les enseigner convenablement, on ne l'apprendra jamais. Ce qui est sûr, c'est que la méthode « classique » d'enseignement ne convient pas aux langues modernes. Je propose que nous revenions à celles-ci, et que nous prenions pour base de discussion les quatre thèses de M. Lundell. Pour ma part, je les approuve absolument. La source des erreurs commises jusqu'à présent, c'est qu'on n'a pas reconnu quels sont les éléments du langage. La langue est faite non de lettres, mais de sons; non de mots, mais de phrases. Ce qu'on doit étudier d'abord ce sont donc les sons, puis les phrases usuelles. Seulement, il ne faut pas prendre au hasard des phrases insignifiantes ou inutiles: il faut choisir des phrases simples, typiques, bien graduées, afin de se rendre progressivement maître de toutes les difficultés de la langue; en même temps, il faut qu'elles soient réunies en textes suivis, raisonnables, et aussi intéressants que possible.

M. Paul Passy. — Je puis parler par expérience de la valeur de la première thèse de M. Lundell. Depuis huit ans j'enseigne l'anglais à l'Ecole normale d'instituteurs de la Seine. A la sortie de l'École, les élèves-maîtres peuvent subir, outre l'examen général, un examen spécial de langue. Avant mon entrée à l'ecole, aucun élève n'avait pu obtenir le diplôme et l'examen passait pour tout à fait au-dessus du niveau des études. Tant que j'ai enseigné sans transcription phonétique, tous mes efforts n'ont pu faire arriver qu'un seul élève par an. Mais, il y a quatre ans, j'ai commencé à me servir de l'alphabet Pitman, laissant tout à fait de côté l'orthographe usuelle pendant la première partie du cours. Lorsque, trois ans après (en 1885), les élèves ainsi préparés se présentèrent, il y en eut 7 d'admis. Cette année il y en a eu 12. Ce simple fait me paraît prouver la valeur pratique de la méthode phonétique.

Mgr Von Scheele, *évêque de Visby*. — Je crains qu'il y ait une tendance, parmi quelques-uns des membres de la section, à donner à l'enseignement des langues un caractère trop exclusivement pratique. C'est rabaisser cet enseignement que de lui chercher un but en dehors de lui-même; il doit se suffire à lui tout seul. Du reste, cette manière idéale de comprendre l'enseignement est encore, en somme, la plus philosophique, la plus pratique, et celle qui plaît le plus aux élèves studieux.

Quel est, en fin de compte, le but de l'enseignement linguistique? C'est, d'abord, d'enseigner à exprimer ses pensées avec netteté, élégance et concision; résultat qu'on ne peut atteindre que par une étude longue et approfondie du rudiment. C'est, ensuite, d'apprendre à distinguer avec certitude et netteté le bien du mal. C'est, enfin et surtout, de former le caractère, de donner aux élèves la force d'âme nécessaire pour surmonter toutes les difficultés, pour fuir le mal et s'attacher au bien. Tel est l'idéal de l'enseignement d'une langue, beaucoup plus élevé que l'acquisition d'une certaine facilité empirique à lire des ouvrages en langues étrangères, ou à se faire comprendre de ceux qui les parlent. *(Approbation).*

M. le recteur Törnebladh fit alors observer qu'il était 10 heures, et que la section de philologie classique, où il devait prononcer une conférence, allait s'ouvrir; il était donc temps de clore la discussion.

« Elle est à peine commencée! » s'écria-t-on de plusieurs côtés. Après une courte délibération, et sur la proposition de M. Western, il fut décidé que la séance serait suspendue jusqu'à 10 heures 1/2; puis, tandis que M. Törnebladh et ceux des membres qui désiraient l'entendre resteraient à la section de philologie classique, les autres se réuniraient de nouveau pour épuiser la question.

A 10 h. 1/2, en effet, la séance fut rouverte; les assistants étaient presque aussi nombreux que la première fois. M. Lundell fut élu président; M. le Dr OErteblad, secrétaire. Il fut décidé que les quatre propositions de M. Lundell seraient successivement discutées et mises aux voix.

PREMIÈRE PROPOSITION

A la base de l'enseignement des langues il faut placer, non la langue écrite, mais la langue parlée. Il faut la présenter d'abord aux élèves, non dans le déguisement d'une orthographe vieillie, mais dans une transcription phonétique qui la montre telle qu'elle est.

M. Palmgren, *d'Upsala*. — La thèse de M. Lundell met en présence de la manière la plus tranchée l'école ancienne et l'école nouvelle; elle doit donc soulever une violente opposition. Toutefois l'opposition serait peut-être moins forte si l'on se comprenait mieux. Bien des gens sont effrayés dès que l'on parle de phonétique; ils auraient raison, si l'on voulait faire, dans l'école, un cours complet de phonétique scientifique. Il ne s'agit pas de cela : il faut laisser la science aux savants; mais le maître pratique doit se servir des résultats qu'ils obtiennent, en tant qu'ils sont utiles pour son but spécial. Or, si l'on veut obtenir une prononciation satisfaisante, il faut que les élèves apprennent les sons; et il ne suffit pas qu'ils les répètent à peu près, à la suite du professeur; il faut qu'ils aient au moins une idée de leur formation pour qu'ils puissent eux-mêmes contrôler leur prononciation. En outre, l'emploi d'une transcription phonétique, en leur montrant quand ils doivent employer les différents sons, leur donnera une sûreté qui leur manquera toujours, tant qu'ils ne connaîtront que l'orthographe usuelle. Seulement il ne faut pas que la transcription soit trop compliquée. *L'Elementarbuch* de M. Sweet, par exemple, qui cependant peut être regardé comme faisant époque dans l'histoire de la pédagogie, nécessite une véritable étude de la phonétique : je crains qu'on ne puisse le considérer comme pratique. Le *Français parlé* de M. Passy, au contraire, dont la transcription est si simple qu'elle peut se lire presque sans explications, me paraît très bien remplir les conditions requises. Il en est de même de la *Kortfattet Engelsk grammatik* de M. Jespersen.

Comprise ainsi, l'introduction de la transcription phonétique ne devrait effrayer personne. En conséquence, j'adhère à la première thèse de M. Lundell.

M. Western. — C'est un axiome pédagogique généralement admis, qu'il faut passer du connu à l'inconnu, du facile au difficile, de ce qui est proche à ce qui est éloigné. On devrait, en conséquence, étudier les langues modernes avant les langues anciennes, et, dans l'étude des langues modernes, commencer par la langue usuelle de nos jours, et passer ensuite à la langue plus ou moins archaïque de la littérature. Ce n'est pas, malheureusement, ainsi qu'on procède le plus souvent. Ce qu'on étudie d'abord dans le cours d'anglais, c'est l'anglais d'une époque ancienne, pis encore, un mélange d'anglais de diverses époques. C'est évidemment un procédé peu rationnel; il faudrait commencer par l'anglais contemporain. Ce n'est pas tout : cet anglais contemporain, il faudrait le représenter tel qu'il est; l'orthographe usuelle ne permet pas de le faire; nous sommes donc, forcément, conduits à la transcription phonétique. Ici se présentent les objections. « On a du mal à reconnaître les mots déguisés dans une nouvelle orthographe. » Ceci peut être une raison pour ceux qui connaissent déjà l'orthographe usuelle, non pour les élèves qui ne connaissent encore rien de la langue. « La transcription confond les homonymes que l'orthographe usuelle distingue. » Ce serait une objection si l'on devait apprendre les mots isolément; mais, comme je l'ai déjà dit, il faut dès l'abord apprendre des phrases entières et non d s mots isolés.

Mgr. Von Scheele disait que l'étude des langues devait être une gymnastique intellectuelle, devant former le caractère des élèves et leur apprendre à vaincre les difficultés. Sans doute; mais cela ne veut pas dire qu'il faut choisir la méthode la plus difficile pour les apprendre. Lorsque nous essayons d'atteindre un beau point de vue, c'est un exercice de gymnastique pour nos jambes; mais nous ne cherchons pas exprès le chemin le plus difficile, sans quoi nous risquerions souvent de ne pas arriver du tout. Il en est de même pour l'étude d'une langue, qui, même privée de toutes les difficultés artificielles, en présente toujours assez pour exercer l'esprit. Nous devons chercher à enseigner les langues aussi bien que possible; et si l'on reconnaît que la prononciation est une partie essentielle de la langue, il faut employer une transcription phonétique, seul moyen de la faire acquérir. Si les règlements des écoles ne nous permettent pas d'employer une telle transcription dans les livres, il faut du moins commencer par une étude systématique des sons, les représenter au tableau noir par un alphabet phonétique, et reculer le plus possible l'étude de l'orthographe usuelle.

M. le lecteur Sturzen-Becker, *de Stockholm*. — Ce qu'on a dit des textes phonétiques me paraît très rationnel, et en principe je suis d'accord avec MM. Lundell, Palmgren et Western : j'ai moi-même publié une grammaire où la transcription est employée dans une certaine mesure. Mais il y a un point qui m'inquiète : cette orthographe traditionnelle, quelque « vieillie » qu'elle soit, il faut pourtant finir par l'apprendre. Ne perdrons-nous pas, en passant d'une orthographe à une autre, le temps que nous aurons gagné d'abord? J'aimerais à être éclairé sur ce point avant de me prononcer définitivement.

Je voudrais aussi savoir si, dans la pensée des jeunes phonétistes, la transcription phonétique doit servir à la lecture seulement, ou si l'on compte l'employer dans les exercices plus élevés, traductions, compositions, etc.

M. Lundell. — En effet, il faut, évidemment, apprendre à lire et à écrire l'orthographe usuelle. Il ne faut considérer la transcription phonétique que comme un instrument, que l'on laisse de côté dès qu'on n'en a plus besoin, autrement dit dès que les élèves ont acquis une certaine facilité dans la prononciation.

M. WESTERN. — On n'obtient rien sans peine dans ce monde, et certes, quel que soit le système employé, la prononciation anglaise ne peut s'acquérir toute seule. Mais par la méthode actuelle, on ne l'acquiert pas du tout; au moyen d'une bonne transcription, on peut l'acquérir, quoique non sans travail.

Une fois acquise, après un an par exemple, on apprend l'orthographe. Un vocabulaire systématique, où seraient expliquées les diverses manières de rendre chaque son dans l'écriture, serait d'un grand secours.

M. PASSY. — Autant que j'ai pu le constater, l'acquisition de l'orthographe usuelle ne présente que bien peu de difficultés, à condition toutefois que l'on ne s'y mette pas trop tôt. Un an de textes phonétiques, ce n'est pas assez (1) : j'y tiens mes élèves pendant dix-huit mois, c'est-à-dire jusqu'à ce qu'ils connaissent les mots et les phrases usuels assez bien pour les reconnaître facilement sous n'importe quel déguisement. Ensuite, pendant six mois, nous employons des textes mixtes, avec l'orthographe phonétique d'un côté et l'orthographe usuelle de l'autre. Au bout de ce temps les élèves sont en état de lire n'importe quel texte facile en orthographe usuelle ; alors, lisant beaucoup, ils arrivent facilement à écrire. De fait, je ne leur enseigne pas l'orthographe, ils l'apprennent tout seuls.

M. NOREEN. — Je n'ai pas besoin de dire que je suis d'accord avec M. Lundell sur la valeur d'une transcription phonétique. Je voudrais seulement que le mot « phonétique » fût expliqué, pour ne pas donner lieu à des malentendus. Comme disait M. Palmgren, c'est un mot qui effraie bien des gens, parce qu'on pense tout de suite à notre alphabet dialectologique, qui est évidemment trop compliqué pour l'école.

M. LUNDELL. — Il est facile de modifier le texte de ma proposition.

M. NOREEN. — Eh bien, je propose le texte suivant : *Dans les langues dont l'orthographe s'écarte sensiblement de la prononciation, il faut commencer par se servir d'une transcription phonétique, appropriée au but spécial qu'on se propose.*

(Personne ne demandant plus la parole, la proposition est mise aux voix, avec la modification de M. Noreen ; elle est adoptée sans opposition, mais avec un grand nombre d'abstentions.)

DEUXIÈME PROPOSITION

Pendant la première partie du cours, les thèmes doivent être supprimés comme inutiles, les versions réduites au strict nécessaire. Ces exercices

(1) Ceci dépend évidemment du nombre d'heures que les élèves consacrent chaque semaine à l'étude de la langue étrangère, et de la difficulté même de celle-ci.

seront remplacés par des explications données, autant que possible, dans la langue étrangère, des lectures, des reproductions de textes déjà expliqués, et enfin des rédactions.

M. Sturzen-Becker. — Cette fois, j'avoue que la proposition me paraît fort peu pratique. Supprimer les thèmes écrits ! Comment les élèves pourront-ils apprendre, par exemple, à écrire une lettre en langue étrangère ?

D'ailleurs, je ne sais trop comment, à défaut de traductions, les professeurs pourront contrôler les progrès des élèves.

M. Western. — M. Sturzen-Becker, me semble-t-il, n'a pas bien compris M. Lundell. Jamais il n'a été question de ne pas enseigner aux élèves à écrire la langue étrangère. Mais il s'agit de s'y prendre autrement. En général, on leur donne un texte en langue maternelle, un dictionnaire et une grammaire, et on leur dit de reproduire le texte en langue étrangère. Le résultat, naturellement, est pitoyable. Ce que nous voulons, c'est remplacer ces traductions par des reproductions plus ou moins libres, puis par des compositions, en restant dans la langue étrangère, et en s'aidant aussi peu que possible de la langue maternelle. Dans ma classe, quand mes élèves ont appris un certain nombre de phrases-types anglaises ou françaises, je leur dis de mettre au pluriel ce qui est au singulier, ou de passer du discours direct au discours indirect, etc., toujours sans le secours du norvégien ; plus tard, nous lisons un morceau trois ou quatre fois, puis on doit le reproduire de mémoire ; ensuite on reproduit des morceaux qu'on n'a lus qu'une fois. De la sorte les élèves apprennent les expressions idiomatiques. Cette méthode m'a donné d'excellents résultats.

M. Sturzen-Becker. — Le texte de M. Lundell, je crois, n'exprime pas tout cela. Mais même entendue ainsi, sa proposition me paraît bien hardie, surtout pour les langues difficiles telles que le français ou l'allemand. Il faudrait avoir des expériences plus concluantes avant de se prononcer. Je propose que la section ne prenne pas de décision sur ce point.

M. Noreen. — D'une manière générale, je suis d'accord avec M. Lundell : il est certain qu'il vaut mieux, autant que possible, enseigner une langue par elle-même, et qu'on abuse des traductions. Pourtant je ne les condamnerais pas d'une manière aussi absolue. M. Sturzen-Becker n'a peut-être pas tort d'engager la section à s'abstenir sur une question dans laquelle nous manquons d'expérience ; en tout cas il faudrait adopter un texte moins exclusif.

M. Palmgren. — Ici encore nous voyons l'école ancienne et l'école nouvelle aux prises. Comme M. Sturzen-Becker, je tiens, cette fois, pour l'école ancienne. La méthode nouvelle, qui du reste n'est pas aussi nouvelle qu'on le dit, a des défenseurs de la plus haute valeur, MM. Lundell, Western et Jespersen, pour ne nommer que ses chefs scandinaves, dont je partage complètement les idées sur d'autres points ;

mais l'autorité qui s'attache à leurs noms ne nous fera pas croire qu'ils aient raison cette fois. Evidemment, en montrant un objet et en en prononçant le nom, on apprend aux élèves comment cet objet s'appelle ; lorsqu'il s'agit d'idées plus complexes, on peut encore, à force de répétitions, leur faire comprendre une expression, voire même la fixer dans leur esprit ; mais on y arrive aussi, et souvent mieux et plus vite, au moyen d'une traduction bien faite. Je tiens pour que la traduction soit conservée.

M. Lundell. — Aucun de nous ne songe à bannir d'une manière absolue tout recours à la langue maternelle. Nous voulons l'employer aussi rarement que possible, et surtout supprimer ces traductions écrites qui font perdre aux élèves un temps précieux, les dégoûtent du travail et ne servent à rien, si même elles ne nuisent pas. Nous voulons éviter les détours; or c'est un détour, comme le montre si bien Franke, que d'aller de l'idée au mot étranger en passant par le mot indigène. Heureux encore quand les deux mots se correspondent exactement!

M. Noreen. — Ce que vous dites est vrai en principe, mais il y a des élèves qui n'ont aucune envie d'apprendre, et pour eux on est obligé d'employer des détours.

M. Œrtenblad. — Je suis du même avis que M. Noreen ; je trouve que les novateurs vont trop loin. Le chemin le plus court n'est pas toujours le meilleur : à vouloir aller tout droit, on se casse parfois le cou, et en voulant apprendre une langue par des moyens trop parfaits, on risque de ne pas l'apprendre du tout. Pour l'anglais, je comprends encore que M. Western puisse réussir, parce que beaucoup de mots et de formes sont les mêmes, ou à peu près, qu'en norvégien, et qu'alors l'élève peut comprendre ou deviner sans traduction ; mais pour une langue plus difficile, telle que le français, il me paraît impossible que ce système réussisse.

M. Lundell. — Mais je l'emploie, avec le même succès, pour le russe, qui n'est certes pas une langue facile!

M. Palmgren. — Oui, mais vous avez affaire à des jeunes gens déjà mûrs, et qui désirent apprendre ; avec des enfants, vous ne réussiriez pas.

M. Olsen, *directeur d'école à Tönsberg*. — Quelle que soit la valeur intrinsèque de la méthode qu'on préconise, je pense qu'on ne peut l'introduire dans les écoles où l'on étudie les langues anciennes. Il est impossible, en effet, de l'appliquer au latin et au grec : et employer, pour les langues modernes, une méthode différente de celle qu'on emploie pour les langues anciennes, ce serait mettre la confusion dans l'école.

M. Western. — Je ne vois pas pourquoi les mêmes principes ne s'appliqueraient pas à l'enseignement des langues classiques ; toutefois je me garderai bien d'exprimer une opinion, n'ayant aucune expérience dans la matière. Mais je ne comprends vraiment pas pourquoi les cours de langues vivantes devraient copier servilement les cours de langues anciennes. Que chaque enseignement soit donné aussi bien que possible en lui-même, c'est tout ce qu'on peut exiger des maîtres.

M. Noreen. — Sur ce sujet, il me semble que les points de vue sont trop différents pour que nous puissions arriver à nous entendre. La question a été élucidée par la discussion que nous venons d'avoir, mais il n'y aurait aucun avantage à retirer d'un vote. Je propose que la discussion soit regardée comme exprimant l'avis de la section sur la deuxième proposition de M. Lundell.

(La section, consultée, se range à cet avis.)

TROISIÈME PROPOSITION

Dès le commencement, on doit expliquer des textes suivis et non des phrases détachées.

M. Noreen. — Cette fois, je pense que nous serons tous d'accord. L'avantage des morceaux suivis sur les phrases détachées est si évident que personne ne saurait le contester.

M. Lundell. — En effet, et bien des maîtres l'ont dit, sans être des phonéticiens. Pourtant il m'a semblé utile d'affirmer de nouveau ce principe, parce que la plupart des livres élémentaires suivent une marche opposée.

M. Sturzen-Becker. — Leurs auteurs ne manqueront pas de défendre leur manière d'agir, disant qu'il est plus facile d'accumuler ainsi les exemples d'une règle grammaticale. Aussi je voudrais entendre motiver la proposition.

M. Lundell. — C'est bien simple : ce que nous voulons enseigner, c'est la langue, qui ne se compose pas de phrases détachées.

M. J. Storm. — Je ne puis suivre partout les chefs de la jeune école phonétique ; mais ici je suis tout à fait d'accord avec eux. La méthode des phrases détachées, système Ollendorf, ne peut se défendre ni en théorie, ni en pratique ; il est absurde de faire passer constamment les élèves d'un ordre d'idées à un autre ; puis, quel intérêt peuvent-ils prendre à un enseignement ainsi conçu ? Je vois dans cet usage la principale raison de ce fait déplorable, mais trop certain, qu'après de longues années d'études, nos élèves sont incapables de s'exprimer en une langue étrangère, ou de la comprendre sans trop de difficulté. Il faut absolument des textes suivis.

Seulement, il faut les choisir avec beaucoup de soin Les dialogues me paraissent en général offrir de grands avantages. On peut les choisir de manière à ce qu'ils fassent ressortir telle ou telle règle grammaticale, mais il faut avoir soin d'éviter tout ce qui est banal, ridicule ou forcé, les phrases telles que « As-tu le crayon de mon frère ? — Non, mais j'ai le grand parapluie de ma tante. » Les dialogues doivent être faciles, naturels, et en même temps faits de phrases typiques. Ce n'est pas chose aisée de construire de tels dialogues, mais c'est à ce prix qu'on peut arriver à réformer l'enseignement.

J'appuie donc la proposition de M. Lundell.

M. Western. — Je me range à l'avis de M. Storm : les dialogues offrent des avantages tout particuliers. Ce sont des textes suivis, avec plus de liberté que les descriptions ou les récits.

M. Hagelin, *directeur d'école à Stockholm*. — Je ne puis qu'appuyer la proposition. Nos livres élémentaires d'allemand tiennent les élèves, pendant plus de deux ans, à des phrases détachées qui doivent servir d'application à d'interminables règles de grammaire. L'étude des langues vivantes ainsi comprise rebute les maîtres et les élèves : l'intérêt que devrait offrir une langue vivante disparaît avec cette prétendue gymnastique intellectuelle. Ce qu'il faudrait comme livre élémentaire d'allemand, c'est une collection d'anecdotes et de dialogues représentant d'une manière bien vive la vie allemande contemporaine, avec un court résumé de grammaire donnant les règles les plus élémentaires du langage.

(La section, consultée, adopte la proposition.)

QUATRIÈME PROPOSITION

La grammaire doit être enseignée, non comme étude didactique précédant la lecture, mais comme corollaire des faits observés pendant la lecture. Une étude plus systématique sera réservée pour la fin.

M. Storm. — Sur ce point encore, nous pourrons tous, me semble-t-il, tomber d'accord : personne ne saurait nier qu'on ait étrangement abusé de la grammaire. Il nous faut une méthode d'enseignement plus pratique, et la proposition de M. Lundell me paraît exprimer très bien le changement qu'il faut accomplir.

Avant tout, il faut montrer aux élèves les faits de la langue : ensuite leur en faire déduire les lois. Cette méthode est d'autant plus sûre, qu'il y a des faits qu'il faut apprendre, et que pourtant on ne peut réduire en lois (pourquoi dit-on, en français, *cela me fait de la peine*, et *cela me fait plaisir ?*). On est obligé de les apprendre autrement que par les règles.

Je pense seulement qu'on peut employer, dès le principe, un très court résumé, un squelette de grammaire comme ouvrage à consulter et comme indication générale : au maître de développer ce qui s'y trouve, selon les besoins du moment. Bien entendu, il ne doit pas être question de grammaire apprise par cœur.

M. Œrtenblad. — J'approuve aussi la proposition de M. Lundell. Et nous pouvons profiter de l'occasion pour insister sur l'importance à donner à la lecture courante, qu'on a singulièrement négligée jusqu'ici.

M. Jespersen. — En effet, et ceci touche de près à la question de la traduction. Actuellement les élèves sont habitués à n'attacher aucune importance à la lecture : occupés à leurs règles de grammaire, à leurs thèmes et à leurs versions, ils n'apprennent pas à voir ce que disent réellement les étrangers, ni comment ils le disent. S'ils voient une expression étrangère, leur seule pensée est : « Comment cela se dirait-il en danois ? » — Un élève qui avait déjà étudié le français plusieurs années et dont je devais achever l'instruction traduisait un jour très couramment un texte français : il rendit la dernière phrase par « *og han grät som Pietris son grät.* » Je fermai le livre et le priai de répéter la phrase en français. Impossible : s'attachant à la forme danoise, il retraduisit péniblement : « *et il pleurait comme le fils de Pierre pleurait,* » au lieu de : « *et il pleura comme pleurait le fils de Pierre* ». Si au lieu de traduire il avait simplement lu, il aurait certainement remarqué, fort comme il l'était, la différence entre l'imparfait et le passé défini français. C'est donc sur la lecture qu'il faut insister. Sans doute il faut apprendre la grammaire systématiquement; mais cette étude doit être réservée pour plus tard, lorsque les élèves ont déjà appris, spontanément, à former des phrases correctes et idiomatiques. A mon avis, lorsque, laissant de côté les traductions, on aura fait beaucoup lire les élèves et qu'on leur aura fait reproduire souvent les textes lus par eux, on aura jeté les bases d'un enseignement grammatical bien autrement sérieux que celui auquel on arrive par la méthode actuelle.

Peut-être pourrait-on, comme le propose M. le Dr Klinghardt, mettre entre les mains des élèves un cahier dans lequel les règles grammaticales essentielles seraient imprimées, avec des blancs où les élèves mettraient eux-mêmes des exemples.

M. Palmgren. — Concernant ce que dit M. Jespersen de la traduction, je pense comme lui qu'elle ne suffit pas; mais ce n'est pas une raison pour la bannir. Je fais d'abord traduire et expliquer un texte, puis, quand on est sûr du sens, nous le lisons couramment en nous attachant à la forme : c'est, je crois, ce qu'il y a de plus rationnel.

Du reste j'approuve ce qui a été dit de l'étude de la grammaire.

(La quatrième proposition est adoptée par la section.

La séance est levée à midi et demie).

J'ai résumé rapidement cette intéressante discussion, dans laquelle les phonéticiens ont certainement remporté un grand succès.

Il ne faudrait pas, cependant, s'en exagérer l'importance. Beaucoup de membres présents non seulement ne prirent aucune part à la discussion, mais s'abstinrent de voter, surtout sur la première proposition. D'autres, entraînés par le courant, ont voté avec les novateurs, qui hésiteraient beaucoup à appliquer leurs principes en pratique. En somme, l'attitude de la majorité était celle d'une curiosité bienveillante : on voulait être au clair sur les principes des phonéticiens, et l'on était prêt à admettre qu'ils pouvaient bien ne pas avoir tort. Mais de là à s'enrôler parmi eux, il y avait loin.

Les phonéticiens, du reste, se hâtèrent de profiter de leur victoire. Quelques instants après la clôture de la séance, une affiche était posée dans l'antichambre de la Chambre des députés, invitant toutes les personnes s'intéressant à la réforme de l'enseignement des langues à s'unir pour former une Association, et à s'adresser à cet effet à MM. Lundell, Western et Jespersen. D'autre part la question fut reprise dans un grand nombre de conversations particulières, souvent plus animées que la discussion générale.

C'était le dernier jour du Congrès, qui se termina, le soir, par une fête splendide offerte par les Suédois à leurs hôtes, au *Hasselbakken*, le lieu de réunion le plus fréquenté de la ville de Stockholm. On avait préparé un excellent souper auquel on fit grand honneur; un orchestre exécutait de temps en temps les morceaux des maîtres anciens et modernes; on prononça des discours, on lut et on improvisa des vers, on chanta des chœurs. Mais, dans les intervalles, plus d'une conversation roulait encore sur les théories des réformateurs, sur la valeur de la transcription phonétique et sur l'utilité des traductions.

III

VISITE AUX UNIVERSITÉS

Bien que mon principal but, en visitant la Suède, fût d'assister au Congrès philologique, je n'aurais eu garde, me trouvant si près des grandes universités du Nord, de revenir en France sans les visiter. Cette partie de mon voyage n'a pas été la moins agréable, grâce à l'extrême amabilité, souvent à la cordialité affectueuse avec laquelle j'ai été reçu partout. Je ne rappellerai ici que ce qui a trait au sujet qui m'occupe.

Ma première visite, naturellement, fut pour l'université d'Upsala, où je pus admirer, après tant d'autres, la bibliothèque, où se trouve notamment le *Codex Argenteus* ou manuscrit de la Bible gothique, et le Nouveau Testament slave sur lequel les rois de France prêtaient serment. Les cours de l'université, bien entendu, étaient fermés en ce moment, mais MM. Lundell et Palmgren nous firent visiter en détail les bâtiments et les salles. M. Lundell me montra surtout tout ce qui lui sert pour son cours de phonétique. Il a fait acheter par l'université plusieurs pièces de bonhomme Auzou, représentant les divers organes de la parole, poumons, gorge, bouche et nez : les uns sont de grandeur naturelle, les autres considérablement agrandis, les uns montrent les organes tels qu'ils sont, les autres rien que le système musculaire. En outre, la Faculté de médecine met à la disposition du professeur toutes les pièces anatomiques qu'il peut désirer, et M. Lundell, qui a fait des études de médecine complètes avant de s'occuper de linguistique, est naturellement bien apte à s'en servir. Comme ses élèves n'ont pas fait, en général, d'études anatomiques, il commence, m'a-t-il dit, par leur rendre les organes familiers au moyen du bonhomme Auzou ; ensuite seulement il leur présente des pièces anatomiques. Quand ils connaissent bien les organes de l'homme, il leur fait aussi disséquer quelques appareils respiratoires d'animaux, afin de leur permettre d'établir la comparaison. C'est seulement lorsque les organes et leur fonctionnement sont ainsi parfaitement connus qu'il aborde l'étude même des sons.

A Upsala, l'on tend de plus en plus à considérer la phonétique comme le préliminaire indispensable de toute étude linguistique sérieuse. L'université a même discuté tout récemment une proposition de M. Rolf Arpi, candidat en philosophie, tendant à mettre la phonétique au nombre des matières de l'examen de licence. Cette proposition a été appuyée par cinq professeurs titulaires de sciences linguistiques, et n'a été rejetée qu'à une faible majorité. MM. Lundell et Noreen se servent pour leurs études linguistiques, et surtout pour la rédaction de leur journal officiel de dialectologie, d'un alphabet savamment construit, dont l'emploi présuppose des connaissances phonétiques très complètes.

J'eus aussi, par M. Noreen, tous les renseignements relatifs à la *Société de réforme orthographique*, dont il est président. Cette Société vise à la réforme complète et radicale de l'orthographe suédoise. Elle compte déjà près d'un millier de membres et son influence s'étend tous les jours; elle serait beaucoup plus grande encore, si les réformateurs n'étaient divisés entre eux sur quelques points, du reste tout à fait secondaires. La Société publie un journal mensuel, le *Nystavaren*.

L'université de Lund, que j'ai visitée ensuite, m'a paru en général plus conservatrice que celle d'Upsala. Ses membres s'occupent aussi de réforme orthographique, mais progressive et lente. M. le professeur Tegnér, petit-fils du plus illustre des poètes suédois, et MM. Lyttkens et Wulff, ont défendu le point de vue de la réforme progressive dans des ouvrages extrêmement intéressants, au premier rang desquels il faut placer la brochure de M. Tegnér, « Natur och onatur ». La question de la réforme orthographique est du reste à l'ordre du jour en Suède. Parmi les personnes qui s'en occupent de la manière la plus pratique, je citerai M. le Dr S. Hedlund de Gothembourg, qui introduit peu à peu des changements dans le journal qu'il dirige *(Göteborgs Sjöfarts Tidning)*. Il m'a raconté qu'il lui a fallu dix ans avant de faire accepter l'orthographe *Göteborg* pour *Götheborg*. Elle a fini par être adoptée même par le gouvernement, sur quoi un employé conservateur s'est écrié: « Que pouvons-nous penser d'un gouvernement qui écrit Göteborg sans *h?* ».

Les professeurs de Lund sont aussi moins révolutionnaires que ceux d'Upsala sous le rapport de l'enseignement des langues. M. Wulff, notamment, comme MM. Storm et Thomsen, m'a dit qu'il craignait de s'engager dans la question de la transcription phonétique dans les livres élémentaires. Il craignait surtout qu'elle ne donnât de mauvais résultats entre les mains de maîtres inexpérimentés. Comme eux pourtant, il a consenti à être membre honoraire de l'*Association phonétique;* mais il a refusé de se joindre à la Société de M. Lundell.

Il est à remarquer que la défiance de quelques-uns des linguistes scandinaves vis-à-vis de l'enseignement phonétique des langues ne s'étend nullement à l'enseignement de la phonétique dans les universités. Au contraire, tous sont d'accord sur ce point avec les phonéticiens d'Upsala. M. Wulff a lui-même enseigné la phonétique à l'université de Lund pendant plusieurs années; il est auteur d'un des meilleurs traités de phonétique existant (*Svensk Ljudlära*); il demande même que les éléments de cette science soient enseignés dans les écoles normales. MM. Storm et Thomsen commencent toujours leurs cours en développant longuement des considérations phonétiques qui doivent servir de base à tout le reste. C'est d'ailleurs un point de vue qui n'est pas spécial aux universités scandinaves : on sait qu'en Allemagne M. Michaelis a enseigné la phonétique à l'université de Berlin, M. Trautmann à Bonn, M. le Dr Techmer à Leipzig; M. Sievers, après l'avoir professée à Iéna, la professe maintenant à l'université de Tübingen, et son magistral traité de phonétique est le premier volume de la série d'ouvrages de linguistique publiés par la maison Breitkopf et Härtel (1).

Ma visite aux universités de Kristiania et de Copenhague n'offre rien de bien saillant. Parmi les écoles que j'ai visitées au moment de la reprise des cours, je citerai le collège de Frederiksstad en Norvège, où j'ai vu M. Western appliquer, autant que les règlements scolaires le permettent, les principes qu'il avait défendus à Stockholm. Ses premières leçons de français et d'anglais m'ont particulièrement intéressé. Il commence par faire aux élèves une leçon simple, mais exacte, sur les sons de la langue étrangère; puis il leur donne une phrase facile qu'il écrit au tableau noir en caractères phonétiques : *ai liv bai mai pen;* il l'explique, puis la fait conjuguer : *yû liv bai yur pen, hî livz bai hiz pen*, etc., mais sans jamais faire conjuguer le verbe tout seul, et en évitant de traduire en langue maternelle. « Passons à la négation », dit-il ensuite. « Elle se forme en mettant *dónt*, à la troisième personne *dœznt*, entre le sujet et le verbe : *ai dónt liv bai mai pen*, etc. » Nouvelle série d'exercices sur des phrases négatives. Puis vient l'interrogation : « On met *dû*, troisième personne *dœz*, avant le

---

(1) Toutefois M. Lundell est probablement le seul professeur officiellement chargé d'enseigner la phonétique (*dosent i fonetiken*).

sujet : *dû ai liv bai mai pen?* » Ensuite M. Western fait changer un peu la phrase (*ai liv bai mai nîdl*, etc.), et bientôt ses élèves sont en possession d'un petit bagage linguistique autrement sérieux que s'ils avaient passé des heures à apprendre des paradigmes et à écrire des thèmes à coups de dictionnaire.

IV

RÉSULTATS

Pendant le temps très court qui s'est écoulé depuis le Congrès de Stockholm, la cause de l'enseignement phonétique n'a cessé de faire des progrès rapides. En premier lieu il faut mentionner la constitution définitive de la Société Scandinave de réforme d'enseignement. Sur la proposition de M. Jespersen, elle a pris le nom de *Quousque Tandem*, en souvenir de la fameuse brochure du Dr Vietor : *Der Sprachunterricht muss umkehren*, publiée d'abord sous le pseudonyme *Quousque Tandem*. Voici le texte de l'appel adressé par les organisateurs :

INVITATION

A la suite de la discussion qui a eu lieu au troisième Congrès Scandinave tenu cette année à Stockholm, les soussignés se permettent d'inviter leurs collègues des deux sexes à se joindre à la Société *Quousque Tandem, Association Scandinave pour la réforme de l'enseignement des langues.*

Le but de l'Association est de travailler, d'après les principes de la science linguistique et de la saine pédagogie, à la réforme de l'enseignement des langues sur la base des quatre thèses suivantes, dont les trois premières ont été adoptées par le Congrès :

1° A la base de l'enseignement il faut mettre non la langue écrite mais la langue parlée. Dans les langues dont l'orthographe s'écarte sensiblement de la prononciation, on commencera donc par des textes écrits en une transcription phonétique appropriée au but spécial que l'on se propose.

2° Dès le commencement, on étudiera des textes suivis et non des phrases détachées.

3° L'étude de la grammaire sera rattachée à la lecture, en ce sens que l'élève, aidé par le maître, devra être amené à déduire les lois du langage des faits observés en lisant. Plus tard seulement on emploiera un résumé de grammaire systématique.

4° Les traductions (thèmes ou versions) seront réduites, et remplacées par des reproductions orales et écrites de textes déjà lus, des rédactions libres et des lectures courantes.

Le Conseil de l'Association se compose d'un président pour chacun des pays scandinaves; ces présidents sont choisis chaque année par les membres dans ces pays. Sont membres les personnes qui envoient aux présidents leur adhésion avec la cotisation annuelle, qui est fixée à une couronne.

Les membres doivent s'adresser aux soussignés, qui tiendront provisoirement lieu de présidents.

O. Jespersen, Copenhague; J. Lundell, Upsala;
A. Western, Frederiksstad.

Soixante personnes ont répondu de suite à cet appel.

Une autre occasion d'affirmer leurs principes a été offerte aux phonéticiens par le premier Congrès allemand des philologues modernes, qui s'est réuni à Hanovre pendant les premiers jours d'octobre. M. Vietor n'ayant pu y assister, c'est M. le Dr Klinghardt qui y soutint la cause de la réforme. M. Klinghardt avait fait imprimer et tirer à un grand nombre d'exemplaires les thèses de M. Lundell, avec quelques mots sur la formation de la Société *Quousque Tandem* et sur mes expériences à Paris. Il m'a depuis écrit une lettre où il rend compte rapidement des travaux du Congrès. En voici le passage le plus intéressant au point de vue qui m'occupe :

« Notre principal but, à Hanovre, était d'unir les professeurs d'universités et les professeurs des écoles primaires et secondaires en vue d'une activité commune, et de réfuter les accusations de ceux qui nous représentent, nous autres réformateurs, comme ennemis en principe de la philologie classique (1).

Ma conférence *(Les études réelles dans la philologie moderne)* avait pour sujet l'idée suivante: « Jusqu'ici nous ne nous sommes occupés, en fait de philologie moderne, que de la *langue* des Français et des Anglais. Il faut souhaiter ardemment qu'à l'avenir nous étudiions

---

(1) « Ce que je reproche à notre enseignement classique, ce n'est pas qu'on y apprend les langues anciennes: c'est qu'on passe son temps à les étudier sans les apprendre... Je voudrais qu'on apprît d'abord l'anglais, puis le français, puis, s'il reste du temps, le grec et le latin. » Vietor, *Aussprache des Englischen*.

aussi à fond leur culture générale et toutes les particularités de leur vie nationale, absolument comme la philologie classique embrasse tout l'ensemble de la culture antique ». A ce propos j'ai peint en termes assez noirs l'ignorance de nos collègues en fait de culture française et anglaise, ce qui a soulevé quelques protestations. L'ensemble de ma proposition a été adopté par le Congrès.

Dans sa conférence *(La phonétique dans l'enseignement des langues)*, M. le Dr Ahn s'est déclaré en faveur de l'emploi prudent des résultats de la phonétique au commencement d'un cours de langue, et contre l'étude systématique de cette science comme branche d'étude. L'assemblée a approuvé l'une et l'autre thèse. En passant, l'orateur avait condamné l'emploi de la transcription. Là-dessus je pris la parole, je parlai de ma propre expérience, des thèses de Stockholm, et de vos observations. A ce propos j'ai distribué environ 150 exemplaires du bulletin imprimé, qui a été lu avec beaucoup d'intérêt. Beaucoup de nos collègues ont ainsi appris à connaître, pour la première fois, l'œuvre que nous poursuivons. Il n'y avait pas à espérer davantage : l'assemblée était trop nombreuse pour une discussion proprement dite, et en outre la plupart des membres étaient trop peu au courant de la question phonétique pour qu'il fût possible de demander ou d'obtenir un vote.

La conférence très intéressante et très animée de M. le professeur Trautmann *(La supériorité de l'r lingual sur l'r guttural)* a dû également beaucoup contribuer à l'extension du mouvement en faveur de l'emploi de la phonétique dans l'enseignement.

Enfin l'on a beaucoup applaudi la conférence de M. Körting sur l'étude des langues vivantes aux universités...

L'année prochaine notre Congrès se tiendra à la Pentecôte à Francfort-sur-le-Mein. Nous pourrons sans doute y faire encore quelque chose, surtout si M. Vietor est présent et soutient notre cause. Il serait à désirer que vous pussiez vous-même venir nous y aider. »

A la suite du Congrès de Hanovre, une pétition a été adressée aux différents gouvernements allemands, demandant des crédits pour permettre aux professeurs de langues de faire des séjours à l'étranger afin d'acquérir une connaissance plus complète de la langue qu'ils doivent enseigner et du peuple qui la parle.

En France, la cause de l'enseignement phonétique a certainement continué à faire des progrès. A mon retour, j'ai enfin obtenu que le cours de langue de l'École normale d'instituteurs comprît trois heures au lieu de deux par semaine pendant la première année, ce qui permet de supprimer les devoirs écrits. En le commençant, j'ai mis entre les mains des élèves, au lieu des *Readers* de Pitman et de mon *Anglais parlé*, le petit volume d'*Élé-*

ments d'anglais parlé que je viens de publier, ainsi que le *Fonetik Titcer*. J'applique rigoureusement les principes de la nouvelle école : exercice systématique des sons, suppression des traductions, etc. Je trouve que les progrès sont infiniment plus rapides. En même temps, la méthode phonétique est essayée dans plusieurs écoles, notamment à l'école Sévigné (Sèvres), où Mlle Diemy l'a appliquée avec le plus grand succès.

A la suite des expériences faites, l'Association phonétique a complètement refondu ses statuts. Les voici sous leur forme nouvelle (1) :

ASSOCIATION FONÉTIQUE

DES PROFESSEURS DE LANGUES VIVANTES

SIÈJE SOCIAL : 6, rue Labordère, Neuilly-sur-Seine.

STATUTS

1° — L'Association fonétique a pour but la réforme de l'enseignemant des langues, conformémant aux prinsipes de la siause linguistique contemporaine et de la saine pédagojie. Elle fait apel aux personnes désireuses de travailler à cete réforme, dans le sens indiqué d'une manière générale par le programe suivant :

1. Ce qu'il faut étudier dabord dans une langue étranjère, ce n'est pas le langaje plus ou moins arcaïque de la littérature, mais le langaje parlé de tous les jours.
2. Le premier soin du maitre doit être de rendre parfaitemant familiers aux élèves les *sons* de la langue étranjère. Dans ce but, il se servira d'une transcripsion fonétique, qui sera employée à l'exclusion de l'ortografe traditionèle pendant la première partie du cours.
3. En second lieu, le maitre fera étudier les *frases* et les tournures idiomatiques les plus usuèles de la langue étranjère. Pour cela il fera étudier des textes suivis, dialogues, descripsions et récits, aussi faciles, aussi naturels et aussi intéressans que possible.
4. Il enseignera dabord la grammaire inductivemant, come corollaire et généralisation des faits observés pendant la lecture ; une étude plus sistématique sera réservée pour la fin.

---

(1) L'orthographe de ces statuts est celle de la *Société de Réforme ortografique*, que l'Association phonétique, dans sa réunion du 3 janvier 1887, a résolu d'employer pour ses actes et ses publications.

5. Autant que possible, il rattachera les expressions de la langue étranjère directemant aux idées, ou à d'autres expressions de la même langue, non à cèles de la langue maternèle. Toutes les fois qu'il le poura, il remplacera donc la traducsion par des leçons de choses, des leçons sur des imajes et des explications donées dans la langue étranjère.
6. Quand plus tard il donera aux élèves des devoirs écrits à faire, ce seront dabord des reproducsions de textes déja lus et expliqués, puis de récits faits par lui-même de vive voix; ensuite viendront des rédacsions libres; les versíons et les tèmes seront gardés pour la fin.

2° — Les membres peuvent être onoraires, actifs ou adérans.

3° Les membres honoraires ne versent aucune cotisation: ils sont membres à vie, mais ne prènent pas part aux débats. Les membres actifs versent 5 fr. par an ou 50 fr. une fois pour toutes; les adérans 2 fr. par an ou 20 fr. une fois pour toutes.

4° — Une fois par an, au moins, les membres se réunissent en Assemblée générale pour élire le Conseil de direcsion et discuter les mesures nouvèles. Les membres actifs seuls ont voix délibérative; les membres adérans n'ont que voix consultative. Les membres absans de Paris peuvent déléguer leur voix ou voter par corespondanse.

5° — Le conseil de direcsion se compose d'un nombre de membres variable, parmi lesquels il y aura au moins un présidant, deux vice-présidans, un secrétaire et un trésorier.

6° — Tous ces statuts peuvent être modifiés par l'Assemblée générale.

Le Conseil de direction,

Paul Passy, *présidant*, 6, rue Labordère, Neuilly-sur-Seine.
V. Maxton, *vice-présidant*, 6, rue Vernier, Ternes-Paris.
J. Martin, *vice-présidant*, 2, rue Sainte-Hélène, Lyon.
J. Passy, *secrétaire*, 8, rue Labordère, Neuilly-sur-Seine.
J. Bruce, *trésorier*, 25, avenue de l'Opéra, Paris.

Membres honoraires de l'Association

H. Sweet, ancien président de la Société Anglaise de Filolojie, *présidant d'honeur*.
J. Lundell, professeur à l'université d'Upsala (Suède).
F. March, professeur au colèje d'Easton (Etats-Unis).
F. Max Muller, professeur à l'université d'Oxford (Angleterre).
E. Pitman, inventeur de la fonografie anglaise, Bath (Angleterre).
E. Sievers, professeur à l'université d'Iéna (Allemagne).
J. Storm, professeur à l'université de Kristiania (Norvèje).
F. Thomsen, professeur à l'université de Copenhague (Danemark).
W. Vietor, professeur à l'université de Marburg (Allemagne).
F. Wulff, professeur à l'université de Lund (Suède).

La nouvelle méthode doit être introduite dès le mois d'avril 1887, à titre d'expérience, dans deux ou trois cours complémentaires d'école communale où les élèves auront quatre heures par semaine : je ne doute pas que le résultat n'y soit meilleur que partout ailleurs, les enfants de ces écoles ayant appris à lire par les méthodes phoniques ou phonomimiques qui développent l'intelligence des sons, au lieu d'avoir, comme nos élèves d'écoles normales, le sens linguistique faussé par l'usage de la méthode alphabétique et les abus des exercices d'orthographe.

Enfin, la Société de réforme orthographique, qui vient de se constituer, se propose naturellement de soutenir toutes les tentatives d'enseignement phonétique : elle a du reste inauguré son activité par l'ouverture d'un cours libre de phonétique scientifique (1).

Les nouvelles de l'étranger continuent à être satisfaisantes. La Société *Quousque Tamdem* compte déjà 78 membres, et le brillant article que M. Jespersen vient de publier dans le journal danois *Vor Ungdon* ne peut manquer de lui en attirer de nouveaux. M. Briscombe m'écrit que le *Cercle Artistique et Littéraire de Gand* l'autorise à introduire la méthode phonétique dans ses cours d'anglais. MM. Walter et Quichl, de la *Realschule* de Kassel, l'introduisent aussi dans les leurs (2). M. le Dr Kühn, de Wiesbaden, publie un livre de français avec transcription phonétique. M. Western prépare une grammaire anglaise purement phonétique, M. Geir Zoega, de Reikjavik, m'écrit qu'il pense faire la même chose pour l'anglais et le français. M. Vietor publie une seconde édition de sa *Phonétique*, M. Sweet la seconde édition de son *Elementarbuch*. M, Storm édite une série de dialogues français conçus sur le plan qu'il avait développé à Stockholm. Enfin la revue *Englische Studien* en Allemagne, les *Modern Language Notes* en Amérique, continuent à défendre les idées nouvelles, que M. Vietor s'apprête à soutenir aussi dans ses *Phonetische Studien*.

Pour employer l'expression de M. Wulff, « l'avalanche de la Phonétique est en branle ».

---

(1) Le mardi soir, 54, rue Caumartin, à Paris.

(2) Au moment d'imprimer, j'apprends que l'expérience a donné de si bons résultats que, sur le rapport de M. l'inspecteur Dr Lohmeyer, M. Walter a été nommé professeur au Realgymnasium de Wiesbaden, pour y faire, avec l'aide de M. Kühn, de nouvelles expériences sur une plus grande échelle.

CONCLUSION

Telles sont, monsieur le ministre, les impressions que j'ai rapportées de mon voyage et de ma correspondance avec les linguistes étrangers sur l'emploi de la phonétique dans l'enseignement des langues vivantes : j'ai essayé de les exprimer avec toute l'impartialité que me commandait ma tâche de rapporteur. Si néanmoins j'ai parfois manqué à cette impartialité et donné à mon rapport la couleur d'un plaidoyer, c'est qu'il m'était impossible de ne pas exprimer mon opinion bien arrêtée sur la réforme de l'enseignement des langues. Je pense, avec M. Sweet, que « si jamais notre misérable système d'enseignement des langues doit être réformé, c'est sur la base d'une étude systématique de la phonétique ».

Vous me permettrez donc, monsieur le ministre, de terminer mon travail en exprimant quatre vœux :

1° Que la phonétique scientifique soit enseignée à l'Université de Paris, comme aux universités d'Upsala, de Lund, d'Iéna et de Tübingen. (La création d'une simple conférence de phonétique à l'école des Hautes Études d'histoire et de philologie suffirait) ;

2° Que les premiers éléments de la phonétique soient enseignés aux élèves des Écoles normales d'instituteurs ; par exemple, que les dix premières leçons du cours de français soient consacrées à une étude systématique des sons de notre langue ;

3° Que les programmes de nos cours de langues vivantes soient complètement refondus, et que pour base des programmes nouveaux on prenne les thèses de l'Association phonétique ;

4° Enfin, que des expériences d'enseignement de la lecture du français au moyen de textes phonétiques soient faites dans un certain nombre d'écoles communales, sous la direction d'une commission spéciale.

Veuillez agréer, monsieur le ministre, l'expression de mon profond respect.

Paul PASSY.

OUVRAGES CITÉS

Bréal :	Comment on enseigne les langues vivantes *(Revue politique et littéraire)*.	Paris	1886
Elliott :	Modern language notes.	Baltimore	1886
Franke ;	Die praktische Spracherlernung.	Heilbronn	1886
	Phrases de tous les jours.	Heilbronn	1886
	Ergänzungsheft.	Heilbronn	1886
Gouin :	De l'enseignement des langues vivantes.	Paris	1885
Klinghardt :	Techmers und Sweets Vorschläge *(Englische Studien)*	Heilbronn	1886
	Das höhere Schulwesen Schwedens.	Leipzig	1887
Kühn :	Französisches Lesebuch, etc.	Bielefeld	1887
Jespersen :	Kortfattet Engelsk grammatik	Copenhague	1885
	Noter til Franke	Copenhague	1886
	Den ny sprogundervisningsmetoden *(Vor ungdom)*	Copenhague	1886
Lundell :	Om sprokundervisning *(Verdandi)*	Stockholm	1886
	Landmolstidning.	Upsala	1886
Lyttkens et Wulff :	Svensk Ljudlära.	Lund	1885
	Om teckensystem ock Ljudenlighet.	Lund	1886
	Svenska sprokets rattskrivning.	Lund	1886
Martin :	La question des langues vivantes.	Lyon	1886
Noreen :	Nystavaren.	Upsala	1886
	De Nordiska sproken.	Upsala	1887
Palmgren :	Sprokuppfostran *(Verdandi)*.	Stockholm	1886
	Pedagogik fran filologmötet *(Verdandi)*.	Stockholm	1886
Passy :	L'Instruction primaire aux Etats-Unis	Paris	1885
	Kleines Lesebuch.	Londres	1883
	Premier livre de lecture.	Paris	1884
	Le français parlé.	Heilbronn	1886
	Eléments d'anglais parlé.	Paris	1886
Perthes :	Reform des lateinischen Unterrichts.	Berlin	1884
Pitman :	Phonetic Readers.	Bath	1883
Sayce :	How to learn a language *(Nature)*.	Londres	1879
Schmittmann :	Verhandlungen der Neufilologen.	Hanovre	1886
Sievers :	Grundzüge der Phonetik (3me édition).	Leipzig	1885
Storm :	Englische Philologie.	Heilbronn	1881
	Fransk Taleövelser.	Kristiana	1887

SWEET :	Handbook of Phonetics.	Oxford	1879
	The practical study of language *(Philological Society).*	Londres	1882
	Spelling reform and the study of language.	Londres	1884
	Elementarbuch des gesprochenen Englischen (2e édition).	Leipzig	1887
VIETOR :	Englische Schulgrammatik.	Heilbronn	1879
	Der Sprachunterricht muss umkehren (2me édition).	Heilbronn	1886
	Elemente der Phonetik (2me édition).	Heilbronn	1887
WESTERN :	Englische Lautlehre.	Heilbronn	1884
	Undervisning i nyere sprog.	Copenhague	1885

IMPRIMERIE CENTRALE DES CHEMINS DE FER. — IMPRIMERIE CHAIX.
RUE BERGÈRE 20, PARIS. — 302-7.

www.ingramcontent.com/pod-product-compliance
Lightning Source LLC
LaVergne TN
LVHW012015160826
845678LV00002B/839

9782329659923